CONTRIBUTION

A

L'ÉTUDE DES SUPPURATIONS

PAR M. G. LEMIÈRE,

Préparateur d'anatomie pathologique et d'histologie normale,
Ancien interne à la Maternité Ste-Anne,
Membre de la Société anatomo-clinique de Lille.

LILLE,

AU BUREAU DU *JOURNAL DES SCIENCES MÉDICALES*,

56, RUE DU PORT.

1890.

CONTRIBUTION

A

L'ÉTUDE DES SUPPURATIONS

PRINCIPAUX TRAVAUX DU MÊME AUTEUR

Dilatation de l'estomac. — Entérocolite chronique. — Pleurésie et péricardite tuberculeuse. — Granulie. (*Journal des Sciences médicales*, 1887).

Ovarialgie double après un avortement ; terminaison par une ménorrhagie abondante. (*Ibidem*, 1887).

Bassin scoliotique irrégulier. — Application de forceps au détroit supérieur. (*Ibidem*, 1887).

Des rapports entre l'ovulation, la menstruation et la fécondation. (*Lille*, *Danel*, 1888).

De l'accouchement prématuré artificiel. (*Journal des Sciences médicales*, 1888).

Mélanose cutanée (en collaboration avec le Dr Toison). (*Journal et Société des Sciences médicales*, 1888).

Pathogénie de la suppuration. (*Journal des Sciences médicales*, 1889).

Cirrhose atrophique et splénomégalie. (*Bull. de la Société anatomo-clinique*, 1889).

Pelvipéritonite ancienne et kyste de l'ovaire au début. (*Ibidem*, 1889).

Lithiase biliaire. (*Ibidem*, 1889).

Lésions des organes génitaux chez une ancienne syphilitique. (*Ibidem*, 1889).

CONTRIBUTION

A

L'ÉTUDE DES SUPPURATIONS

PAR M. G. LEMIÈRE,

Préparateur d'anatomie pathologique et d'histologie normale,
Ancien interne à la Maternité Ste-Anne,
Membre de la Société anatomo-clinique de Lille.

LILLE,

AU BUREAU DU *JOURNAL DES SCIENCES MÉDICALES*,
56, RUE DU PORT.

1890.

SUR UN POINT

DE LA

PATHOGÉNIE DES SUPPURATIONS

Je désire attirer aujourd'hui l'attention de la Société anatomo-clinique sur un point particulier de la pathogénie des suppurations (1).

Les théories sur la pyogénèse ont, à plusieurs reprises, été changées de fond en comble, et en groupant les différentes opinions émises sur cette question, nous pouvons distinguer trois périodes.

1re période. — Dans les travaux qui ont été publiés avant ces 20 dernières années, nous voyons que, en général, la suppuration est attribuée aux causes les plus banales. Le traumatisme, les excitants mécaniques, physiques et chimiques, toutes les causes qui provoquent l'inflammation peuvent, par suite d'une action prolongée ou intensive, amener la suppuration.

2me période. — Cependant, Gaspard, dès 1822, démontre que le pus humain possède des caractères infectieux, qu'il est

---

(1) Toutes les expériences contenues dans ce travail ont été faites dans le laboratoire d'histologie de la Faculté sous la direction de M. le Professeur Toison, auquel nous sommes heureux d'adresser ici nos plus sincères remerciements.

pyrétogène à l'égal des substances putrides et ses successeurs, pendant 50 ans, pivotent sur place, pour arriver à découvrir, que la partie pyrétogène du pus est la partie solide et non le serum. Cependant, si déjà à cette époque, on soupçonne la cause de la suppuration, il faut arriver en 1878 pour voir donner d'une façon rigoureuse la démonstration que la suppuration est d'origine microbienne. C'est alors que Pasteur démontra qu'un petit organisme, découvert par lui dans l'eau de la Seine, injecté à l'état de pureté sous la peau des animaux, y provoquait des suppurations. Dès lors, la suppuration fut attribuée aux microorganismes et Rosenbach, Passet, Ogston confirmèrent cette découverte et firent une classification des différents microbes pyogènes. Enfin, au début de l'année 1885, le microbe était la cause unique de la suppuration, et les auteurs résumaient volontiers leur opinion dans cet aphorisme : « Pas de suppuration, sans microorganismes. »

3me période. — Mais bientôt une réaction s'éleva contre cette manière de voir. Après les expériences, en apparence contradictoires de Councilmann, Strauss, Orthmann, Uskoff, Klemperer et autres, Grawitz et de Bary, Rosenbach et Kreibohm, puis récemment Christmass, et enfin Stheinaus, démontrèrent que certainement l'injection de substances chimiques déterminées, dans le tissu cellulaire sous-cutané des animaux, peut provoquer la suppuration, et que l'apparente contradiction était due à ce que la méthode expérimentale n'avait pas été la même dans tous les cas, et surtout à ce que les expériences n'avaient pas été faites chez les mêmes animaux. Ainsi, chez le lapin, le cobaye et le rat, aucune substance chimique ne paraît pyogène, du moins après simple introduction sous la peau, tandis que différentes substances aseptiques et même antiseptiques, comme l'essence de térébenthine, les solutions de nitrate d'argent, le mercure métallique, l'ammoniaque, la cadavérine sont des pyogènes par excellence pour le tissu cellulaire sous-cutané du chat et du chien.

Dès 1878, à propos de son microbe générateur du pus,

Pasteur avait démontré que l'injection de cultures pures, dans lesquelles on avait tué les microorganismes par la chaleur, provoquait encore la suppuration. Mais, à cette époque, il ne savait comment expliquer ce fait en apparence contradictoire avec ses théories. Aussi, Leber, Grawitz et de Barry, Christmass, Steinhaus ne firent-ils, en réalité, que reprendre cette expérience de Pasteur, probablement sans le savoir, quand ils démontrèrent que les cultures de microbes pyogènes et même d'autres microbes (Bacillus prodigiosus) contiennent des substances chimiques (ptomaïnes, toxines, ichorines, zymases), qui peuvent, indépendamment des organismes qui les ont produites, provoquer la suppuration dans le tissu cellulaire sous-cutané. Dès lors, toute la théorie changeait encore une fois d'aspect, et on admettait sans conteste que la suppuration des tissus était toujours due à une réaction particulière de ces tissus contre certaines substances chimiques aseptiques, mais que, presque dans tous les cas, les substances chimiques, qui provoquent la formation des abcès dits spontanés, chez l'homme, sont des produits de transformation due à la vie microbienne.

Il est aujourd'hui admis sans conteste, que chez certains animaux, des substances chimiques, même antiseptiques, peuvent provoquer la suppuration, et je vous présente ici des échantillons de pus, provenant d'abcès provoqués chez le chien par le mercure métallique. Ce pus était épais, filant, muqueux, verdâtre, bien lié; aujourd'hui, il est nettement séparé en 3 couches, une couche supérieure presque transparente, formée par le sérum du pus, une couche moyenne épaisse, gris-verdâtre, formée par les éléments figurés du pus et les détritus de tissu sphacélé, et enfin, une couche profonde comprenant encore une certaine quantité de mercure métallique en apparence inaltéré. Ce pus, vieux de 3 semaines, conservé au contact de l'air, mais simplement à l'abri de l'évaporation, n'est pas encore putréfié.

Mais, jusqu'à présent, ces corps chimiques pyogènes, n'étaient que des antiseptiques de laboratoire, et aucun n'était employé d'une façon générale au pansement antiseptique des plaies. Mais, récemment, un antiseptique dont l'usage tendait à se répandre dans la chirurgie, au moins dans la chirurgie spéciale, a été accusé des mêmes méfaits.

Janowsky (de Varsovie) a fait six expériences chez le chien, une fois avec 1 centimètre cube de créoline pure, 3 fois avec 1 centimètre cube de solution alcoolique de créoline à 50 % et 2 fois avec la même quantité de solution alcoolique à 25 %. Dans les six cas, il a constaté une suppuration trois jours après l'injection; ces abcès contenaient 25 à 30 centimètres cubes d'un pus un peu plus fluide que le pus habituel. Ce sont ces expériences que nous avons contrôlées, dont nous venons aujourd'hui vous exposer les résultats partiels.

Nous avons pris de la créoline pure, nous l'avons soumise à l'ébullition, mais par ce moyen, notre créoline s'est altérée et a formé un magma noirâtre, presque solide, ressemblant à du goudron très épais; nous avons repris ce résidu par un peu d'eau distillée et stérilisée et nous avons obtenu ainsi une solution parfaite identique comme aspect à la créoline.

Deux chiens ont reçu un demi-centimètre cube de cette solution et deux chiens 1^{cem}, sous la peau de la région dorso-interscapulaire ou dorso-lombaire Dès le second jour, chez les 4 chiens, il y avait un empâtement au niveau des injections, empâtement assez volumineux, non encore nettement fluctuant, mais déjà de consistance molle. Cet empâtement est encore augmenté le lendemain et est devenu fluctuant, il a à peu près le volume d'un œuf de poule. Pour les injections, nous avons pris toutes les précautions nécessaires pour éviter toute contamination. La peau avait été rasée, puis lavée avec soin au sublimé (solut. au 1/1000); l'injection fut faite avec une seringue soumise à l'ébullition pendant une heure ; la canule fut enfoncée parallèlement à la surface de la peau à 5 ou 6 centimètres de profondeur, pour verser la substance expérimentée aussi loin que possible de la plaie extérieure, et la petite plaie due à la piqûre de l'aiguille capillaire fut recouverte de collodion antiseptique (bichlorure de mercure, 1 gr., iodoforme, 2 gr., collodion, 60 gr.). Le troisième jour après l'injection, l'incision des abcès fut faite avec les mêmes précautions : triple lavage de la peau au sublimé, à l'alcool, puis à l'éther, incision avec un bistouri flambé.

Nous trouvons dans les 4 cas, une vaste cavité dans le tissu cellulaire sous-cutané, anfractueuse, traversée par des brides de tissu cellulaire en voie de destruction. Les parois sont recouvertes d'un enduit pultacé, épais, adhérent. Les muscles sous-jacents sont congestionnés ; la peau est saine à sa face externe, normale dans son épaisseur, un peu congestionnée à sa face interne.

Dans la cavité, on trouve 50 à 60^{ccm} de pus, jaune, filant, bien lié, tenant en suspension des parcelles de tissu nécrosé et sentant franchement la créoline.

Ce pus, examiné au microscope immédiatement, contient un très grand nombre de globules blancs, très peu de globules rouges et surtout de nombreuses granulations arrondies, de volume très variable, très réfringentes, ayant absolument l'aspect de gouttelettes graisseuses (créoline?)

Coloré par la méthode de Weigert, ce pus ne contient pas de microorganisme. Ensemencé immédiatement en raie sur différents milieux (Agar peptonisé, gélose de hareng glycerinée, gélatine peptone, gélatine de hareng glycerinée) ; portés les uns à 37° et les autres abandonnés à la température ordinaire du laboratoire (18° *pro die*) aucun des tubes ensemencés n'a présenté trace de culture jusqu'à présent, c'est-à-dire pendant 20 jours.

Voici des échantillons de ce pus que je vous présente, dont l'un abandonné depuis 3 semaines à l'air libre, sent encore franchement la créoline et n'a pas encore subi même un commencement de putréfaction.

Vous voyez que ce pus se compose nettement de deux couches, l'une supérieure rougeâtre claire, l'autre profonde, grisâtre, épaisse, dense, contenant les éléments figurés et les détritus de tissu.

Injecté par le même procédé chez 4 lapins, à la dose de un demi centimètre cube, la créoline a produit ici des effets tous différents. Dans les premiers jours, il se développe au niveau de l'injection un empâtement peu accentué qui n'augmente pas sensiblement dans les jours suivants. Le 4e jour, la peau rougit et menace de s'ulcérer, ce qui fait que l'on procède à l'incision avec les précautions ci-dessus mentionnées.

Nous trouvons dans le tissu cellulaire sous-cutané, un îlot rouge, foncé, ecchymotique ; la peau présente à sa face interne la même coloration, et il y a un sillon rouge bien net qui forme la démarcation entre la partie ecchymotique et la partie saine, c'est un début de nécrose et la partie qui se sphacèle est déjà en voie d'élimination. Le tissu en ce point sent franchement la créoline.

Dans un seul des quatre cas, nous trouvons un exsudat liquide au niveau de l'injection et cet exsudat n'est pas purulent, il est clair, rosé, presque transparent et contient à peine quelques éléments figurés. C'est un exsudat inflammatoire ou fibrineux. Cet exsudat ne contient pas de microorganismes comme le démontre l'examen microscopique et les cultures (*ut supra*).

Chez trois rats blancs nous faisons la même injection avec les mêmes résultats que chez le lapin, mais dans les trois cas nous notons lors de l'autopsie, faite 10 jours après l'injection, un exsudat inflammatoire, clair, séreux, abondant, contenant peu d'éléments figurés et sentant franchement la créoline. Pas de microbes dans cet exsudat comme le démontrent l'examen microscopique et les cultures.

Nous injectons alors à quatre chiens, par le même procédé, un centimètre cube d'une solution alcoolique de créoline à 25 %, préalablement portée à l'ébullition. Chez les 4 chiens, nous notons dès le second jour un peu d'empâtement, mais tandis que chez deux d'entre eux cet empâtement avait complètement disparu dès le quatrième jour ; chez un troisième, il se forme un abcès qui s'ouvrit à l'extérieur avant que nous ayons pu en examiner le contenu, mais qui avait les mêmes caractères macroscopiques que les autres abcès dus à la créoline. Le quatrième chien eut un abcès typique que nous ouvrîmes le troisième jour avant toute communication avec l'extérieur. L'abcès ressemblait absolument à ceux que nous avons décrits plus haut, mais le pus était un peu plus liquide, plus séreux et sentait franchement l'alcool ; le voici d'ailleurs dans ce tube et vous voyez qu'après trois semaines, il n'est nullement putréfié.

D'ailleurs l'examen microscopique et les cultures ont démontré qu'il ne contenait pas de microbes.

Quatre lapins reçurent aussi 1^{ccm} de cette solution alcoolique sous la peau. Ici nous notons seulement un très léger empâtement, qui apparaît dans les premiers jours et disparaît vers le sixième jour ; mais la peau rougit alors, il se forme un sillon circulaire, rouge, la peau s'ulcère et vers le dixième jour il s'élimine un fragment de peau ovalaire de 4 à 5 centimètres de long et 1 à 2 centimètres de large, laissant à découvert une plaie légèrement fongueuse, saignant facilement, mais ne suppurant presque pas et s'acheminant lentement vers la guérison.

Nous pouvons donc conclure de ces faits que la créoline introduite dans le tissu cellulaire sous-cutané des animaux même en solution alcoolique à 25 °/₀ se résorbe lentement et produit chez les uns (chiens) une suppuration rapide et étendue, chez les autres (lapins, rats) une inflammation très vive s'accompagnant quelquefois d'exsudation séro-fibrineuse, mais jamais de suppuration et pouvant aller jusqu'à la gangrène. Ces processus, suppuration ou gangrène, sont indépendants des microorganismes.

Nous croyons pour différentes raisons que le tissu cellulaire sous-cutané de l'homme doit réagir vis-à-vis de *certaines substances chimiques* comme celui du chien. Toutes les injections de mercure métallique en nature chez l'homme ont amené des suppurations ; Luton en a obtenu avec le nitrate d'argent. Aujourd'hui on injecte assez souvent chez l'homme du mercure métallique en émulsion très fine (huile grise) et des préparations de sels mercuriels insolubles. Dans certains cas, on a obtenu des suppurations. Dès le début, les tendances microbiennes de l'époque actuelle ont porté à incriminer le manuel opératoire dans les cas de ce genre et à admettre la souillure du foyer par défaut d'asepsie ; on croyait à des suppurations microbiennes sans examiner le contenu des abcès. Cependant on remarqua que ces abcès arrivaient dans deux circonstances. D'abord ils se produisaient fatalement quand le mercure était imparfaitement émulsionné dans le véhicule ; puis ils arrivaient toujours quand au lieu d'injecter la substance dans le muscle, on la versait dans le tissu cellulaire sous-cutané. Ces abcès surviennent d'ailleurs de préférence chez les femmes et surtout chez les femmes très grasses. Ces deux conditions semblent nous montrer que la suppuration survenait surtout par injection de gouttelettes mercuriques trop volumineuses dans le tissu cellulaire sous-cutané.

Enfin Balzer, Reblaud et Klumpke examinèrent le contenu de ces abcès, c'était du pus, peut-être un peu plus sanguinolent que dans les abcès ordinaires et contenant en suspension plus de débris nécrosiques, c'était d'après l'expression de Balzer un pus hématonécrosique. *Il ne contenait jamais de microbes.* Sans doute on a essayé à la Société de Biologie de contester le nom d'abcès donné à ces collections ; mais Balzer, tout en acceptant le bien fondé des critiques, a déclaré qu'il appelait cela du pus faute d'un nom mieux approprié. En réalité ce nom seul convient et on ne peut refuser de voir dans ce liquide du pus qu'en partant de l'idée préconçue que le pus est toujours septique.

Nous ferons encore remarquer en terminant que nous ne voulons pas donner à nos expériences plus de portée qu'elles n'en ont en réalité ; elles démontrent tout simplement la possibilité d'une suppuration aseptique. Dans la pratique la créoline fut-elle pyogène pour l'homme comme elle l'est pour le chien, nous ne pensons pas que cette démonstration change quelque chose à l'emploi de la créoline en chirurgie, car il nous a paru que pour obtenir un abcès il fallait injecter une solution alcoolique au titre minimum de 25 % et pour l'usage journalier on se borne à employer des solutions variant de 0,5 à 2 pour 100 au maximum (1). Cependant ces expériences doivent nous apprendre qu'il ne faut pas oublier qu'un corps même antiseptique peut provoquer la suppuration, et qu'il ne faut jamais employer à la légère, au moins à certain degré de concentration, un antiseptique dont toutes les propriétés ne nous sont pas bien connues.

---

(1) Voici les formules préconisées par Kortum :

EAU CRÉOLINÉE.

Créoline	5 à 20 grammes.
Eau distillée	1 litre.

POMMADE.

Créoline	1 gramme.
Axonge.................	30 »

(*Journal des sciences médicales*, 17-89).

DE LA

SUPPURATION ASEPTIQUE

CHEZ LE LAPIN

On admet aujourd'hui, d'une façon générale, que la suppuration peut être causée chez les animaux, dans certaines circonstances, par des corps chimiques aseptiques. Cependant c'est très difficilement, et après bien des expériences contradictoires, que l'on est arrivé à cette conclusion Passet, Klemperer, Strauss niaient ce fait; Scheuerlen, Orthmann, Councilmann, Uskoff tenaient au contraire pour l'affirmative.

Après bien des débats, Grawitz et de Bary, Rosenbach et Kreibohm, puis de Christmass, Stheinaus mirent tout le monde d'accord en expliquant les résultats différents par des différences de méthode et surtout par des différences dans le choix des animaux en expérience.

Aujourd'hui on admet volontiers que certains composés chimiques aseptiques, introduits dans le *tissu cellulaire sous-cutané normal*, peuvent faire suppurer le chien, mais n'ont jamais cette propriété chez le lapin. Parmi ces corps nous citerons seulement les principaux : essence de térébenthine, nitrate d'argent, ammoniaque, créoline, mercure métallique. Bientôt on a recherché d'où pouvait venir cette différence.

Certains auteurs ont cru pouvoir répondre qu'elle résultait probablement d'une différence dans la faculté de résorption du tissu sous-cutané du chien et du lapin. Chez le lapin, le tissu cellulaire sous-cutané résorberait les liquides plus rapidement que chez le chien. De là, à chercher à retarder cette résorption, il n'y avait qu'un pas; il a été vite franchi, et Stheinaus introduisait les substances à expérimenter sous la peau, dans des ampoules de verre (procédé de Councilman); il brisait les extrémités des ampoules et le liquide ne se répandait hors de l'ampoule dans le tissu que petit à petit, la résorption était ralentie, du moins l'auteur le croyait. Dans ces cas, il observait aux deux extrémités du tube un petit bouchon de matière purulente, et il en concluait qu'en ralentissant la résorption, il favorisait la formation du pus. Sans vouloir entrer ici dans une critique à fond de ce procédé, disons cependant que ce léger exsudat contenu dans le tube, se trouve dans des conditions anormales, et, puisque jamais il ne se trouvait de pus dans le tissu environnant, l'expérience n'est rien moins que démonstrative. D'ailleurs, Stheinaus emploie le même procédé pour le mercure métallique et arrive aux mêmes résultats, toujours des bouchons purulents aux deux extrémités du tube, *dans l'intérieur du tube* et jamais de pus autour des gouttelettes de mercure répandues dans le tissu. Ici l'explication ne vaut évidemment plus rien. Il retrouve du mercure dans le tissu, donc ce mercure n'a pas été résorbé trop rapidement, pourquoi n'y a-t-il pas de pus autour de lui et en existe-t-il aux deux extrémités du tube. C'est que l'exsudat, engagé dans le tube se trouve dans des conditions toutes particulières, est séparé de l'organisme et dès lors les éléments vivants meurent facilement.

Le fait de la différence de réaction entre le tissu cellulaire sous-cutané du chien et du lapin n'est donc pas expliqué.

D'abord cette différence existe-t-elle réellement au point que l'on a voulu dire. Il nous semble que non, du moins en ce qui concerne le mercure métallique, et c'est ce que nous croyons démontrer par les expériences qui vont suivre.

I. — Manuel opératoire.

Disons d'abord rapidement un mot du manuel opératoire.

Dans les débuts, nous nous sommes servis le plus souvent du procédé de Councilmann, c'est-à-dire de l'introduction sous la peau de sphérules de verre remplies de la matière à expérimenter et alors stérilisées. Puis quand la sphérule était encapsulée dans le tissu conjonctif sous-cutané et la blessure guérie par première intention, nous brisions l'ampoule et permettions ainsi à la substance chimique aseptique d'agir sur le tissu. Nous avons bientôt renoncé à cette méthode pour des raisons qu'il serait trop long d'énumérer ici et dont la critique trouvera place ailleurs. Voici le procédé dont nous nous servons maintenant :

Nous rasons la peau de l'animal en expérience sur une assez grande étendue ; nous la lavons soigneusement au sublimé (solution à 1 pour °°/₀₀). Pendant ce temps, nous prenons un matras d'Erlenmayer dans lequel le mercure a été chauffé au bain de sable, pendant une 1/2 heure, à 160°, puis nous aspirons rapidement le mercure dans une seringue de Luer stérilisée. Nous injectons ainsi, sous la peau de l'animal, assez loin du point de piqure, à l'aide d'une aiguille longue, une certaine quantité de mercure, et nous fermons la plaie de piqure au collodion antiseptique :

Collodion riciné..............	60 gr.
Sublimé corrosif..............	2 —
Iodoforme.....................	1 —

La stérilisation nous semble bien suffisante, l'occlusion est parfaite et antiseptique. Quant au danger d'introduire des germes de l'air pendant le temps de l'opération, il nous paraît assez faible, car, d'une part, les germes de l'air sont moins nombreux que l'on croyait anciennement et, de plus, toute l'opération ne dure que quelques secondes. D'ailleurs, si ce résultat viciait nos expériences, nous en aurions une preuve par les résultats bactériologiques, et nous n'avons jamais rien observé de semblable, du moins avec le mercure.

Plus important est le manuel opératoire pour l'examen du pus, du moins à notre avis, car toute la question est là : ce pus est-il microbien ou non ?

Voici comment nous opérons.

Quand l'examen de l'abcès suit de près l'injection, les poils n'ont pas encore eu le temps de repousser et le collodion est encore en place ; dans le cas contraire, nous rasons de nouveau l'animal. Puis, dans tous les cas, nous lavons longuement le point à examiner au sublimé (solution au 1/1000[e]), puis nous faisons suivre un second lavage à l'alcool et un troisième lavage à l'éther ; alors nous ponctionnons avec un bistouri flambé et nous inoculons immédiatement le pus dans des matières nutritives variées (agar peptonisé, gélatine peptonisée, agar de hareng glycériné, gélatine de hareng glycériné, bouillon de viande agarisé et peptonisé) en plongeant le fil de platine par l'ouverture de quelques centimètres dans la poche purulente ; puis ensuite, par la même méthode, nous préparons des lamelles pour les colorer. Enfin, quand tout cela est fait seulement, nous incisons largement la poche pour la décrire et en mettre des fragments dans l'alcool afin d'étudier les coupes au point de vue bactériologique et histologique.

II. — Expériences sur les chiens et les chats.

Je n'ai pas l'intention de vous entretenir longuement des abcès provoqués par le mercure introduit dans le tissu *cellulaire sous-cutané* normal des chiens, c'est un fait aujourd'hui bien connu. Je dirai cependant que dans mes expériences, au nombre de 10, toujours l'injection de mercure métallique sous la peau a provoqué un abcès. Dans 8 de ces cas, l'analyse bactériologique a été faite par les cultures, l'examen microscopique du pus et des coupes des parois de l'abcès, et jamais on n'a trouvé de microorganismes. Dans 8 cas, l'introduction de 1/2 centimètre à 1 centimètre de mercure a provoqué la formation d'un vaste abcès fluctuant (volume d'un gros œuf de poule au minimum). Sauf dans un cas où il y avait sous la peau une infiltration purulente, diffuse, sans grand foyer collecté, mais comprenant une dizaine de petits foyers contigus, toujours l'abcès était unique, composé d'une vaste poche à paroi décollée, anfractueuse, contenant du vrai pus, un peu muqueux comme il l'est toujours chez le chien et plus ou moins teinté en rose suivant la plus ou moins grande quantité de globules rouges qu'il contenait.

La tuméfaction de la région de l'injection se fait toujours sentir dès le premier jour, et souvent dès le second jour il y a de la fluctuation. Nous attendions pour l'ouverture que la poche soit rénittante, tendue et menace de se rompre; nous excluons naturellement tous les cas où la peau pouvait être altérée dans son intégrité et pouvait faire communiquer les microbes de la surface du corps avec la poche. Ce résultat, abcès net faisant saillir fortement la peau, a été atteint dans 8 cas, deux fois le second jour, 4 fois le 3me jour, deux fois le 5me jour. Ajoutons que dans les deux cas où l'abcès a été aussi rapide (2me jour) nous nous étions servi du procédé des ampoules, et nous étions au moment des grandes chaleurs de l'été. En tout cas, jamais nous n'avons cru pouvoir retarder l'ouverture de l'abcès au-delà du 5me jour.

Partant de cette idée que le pus aseptique peut être toléré par le tissu et que la résorption pure et simple peut survenir, nous avons, dans un de nos dix cas, essayé de retarder l'incision et d'attendre la résorption de l'abcès. Nous avions, par l'injection d'un 1/2 centimètre cube de mercure, un abcès net et fluctuant le 3me jour, nous avons voulu le laisser se résorber, mais le 5me jour il s'est ouvert spontanément au dehors par deux ouvertures, dues à la distension énorme de la poche et aussi à l'amincissement de la peau provoqué par les progrès de l'action du mercure sur les tissus. Nous avons alors essayé d'introduire une plus petite quantité de mercure, à peine quelques gouttes, et alors (2 cas) nous avons vu survenir une légère tuméfaction qui est restée longtemps stationnaire, et quand nous avons incisé au 17me jour, nous avons trouvé dans un cas le mercure emprisonné dans un tissu dégénéré, caséeux, mais ne contenant plus trace d'exsudat liquide, et qui, probablement, serait disparu totalement en subissant la transformation graisseuse et la résorption. Dans l'autre cas, nous avons trouvé quelques gouttes de pus liquide amicrobien, mais nettement encapsulé et tenant encore des globules de mercure en suspension ; le processus semblait enrayé et la résorption allait survenir, quoiqu'elle fût moins avancée que dans le premier cas.

En résumé, l'introduction du mercure métallique sous la peau du chien, amène une suppuration rapide, étendue, aseptique, dont la guérison par résorption n'est possible que lorsque le mercure introduit est en très petite quantité.

Stheinaus, dans ses expériences sur le chat, a obtenu des résultats identiques à ceux que l'on observe chez le chien.

IV. — Expériences sur les lapins.

Ici, les choses se passent différemment, et tous les auteurs sont d'accord pour affirmer que l'injection de mercure stérilisé sous la peau des lapins ne provoque jamais de suppuration.

Nous avons fait en tout 27 expériences.

Nous en éliminerons immédiatement quatre : deux où l'abcès s'est ouvert à l'extérieur avant l'examen et dont le pus n'a été examiné que quelque temps après cette ouverture ; il était naturellement microbien ; puis deux autres où dens des abcès fermés, nous avons chaque fois, sur 8 cultures entreprises (1), constaté un ensemencement fertile dans un seul tube, même dans ce cas, le pus ne contenait pas de microorganismes dans les examens par coloration. Nous pourrions attribuer la culture unique, dans ces deux cas, à des souillures accidentelles et nous aurions pour cela plusieurs raisons à faire valoir, mais nous aimons mieux nous en abstenir pour ne pas prêter le flanc à des objections. Restent 23 expériences dont voici l'exposé sommaire :

Expérience I.

Lapin ♂ pesant 2,390 grammes.

9 mai 1888. Ampoule contenant 1^{ccm} de mercure sous la peau.

20 juillet. La plaie cutanée est guérie par première intention après 4 ou 5 jours. Aujourd'hui on brise l'ampoule.

Les jours suivants, rien à noter au niveau de l'injection.

Le 25. Léger empâtement autour du point lésé.

Le 4 août. Empâtement du volume d'un petit œuf de poule.

Même état pendant quelques jours.

Le 21. L'abcès diminue plutôt, incision, pus caséeux enfermé dans une membrane assez épaisse.

Pus non microbien d'après l'examen du pus, des parois et la stérilité des cultures.

Premier symptôme après 5 jours. Maximum après 20 jours. Incision après 32 jours.

---

(1) Nos cultures ont toujours été entreprises dans des tubes et sur milieux solides. Nous savons que Nathan n'admet pas la validité de ces épreuves et exige les cultures sur plaques. Mais ses prétentions ont déjà été réfutées longuement et victorieusement par Grawitz. D'ailleurs, tout bactériologiste sait aujourd'hui que pour prouver l'existence de germes vivants, les cultures en raie dans des tubes suffisent ; les cultures sur plaques ne sont nécessaires que dans le cas où on veut isoler les bactéries, ou simplement être sûr qu'il n'y a qu'une seule espèce présente, car l'activité vitale d'une espèce peut étouffer par la rapidité de sa culture les autres espèces qui germent plus lentement. Mais quand il nous importe peu de connaître les espèces et le nombre des bactéries, quand nous voulons seulement prouver leur absence, la culture sur milieux solides dans les tubes offre seule toutes les garanties désirables et nous met surtout plus à l'abri des contaminations accidentelles que les cultures sur plaques.

Expérience II.

Lapin ♂ pesant 840 grammes.

7 décembre 1888. Injection d'un demi centimètre de mercure.

14 décembre. On sent pour la première fois un petit empâtement.

27 décembre. Petite induration, volume d'une noix, incision.

Petite poche à parois minces, contenant du pus caséeux dans son intérieur et au centre de cette matière le mercure collecté.

Pus non microbien d'après l'examen du pus, des parois et les cultures.

Premier symptôme après 7 jours. Maximum 20 jours. Incision 20 jours.

Expérience III.

Lapin ♀ pesant 1,570 grammes.

7 décembre 1888. Injection sous la peau de un 1/2 cent. de mercure.

24 décembre 1888. Pour la première fois un petit empâtement.

27 décembre. Incision. Petite poche de même aspect que dans l'expérience précédente.

Seconde poche plus vaste sous l'aponévrose du muscle, ne communiquant pas avec la première.

Pus non microbien d'après les examens du pus, de la paroi et les cultures.

Premier symptôme 17 jours. Incision 20 jours.

Expérience IV.

Lapin pesant 1,150 grammes.

7 décembre 1888. Injection de un 1/2 centimètre de mercure sous la peau.

15 décembre. On ne constate encore rien d'anormal à la palpation, quand l'animal succombe pendant la nuit.

Incision. Sous la peau, petite poche aplatie de couleur gris-bleuâtre, à paroi épaisse, mais peu consistante, non encore organisée. Le contenu est un pus épais caséeux, coloré en gris-bleuâtre par les fines gouttelettes de mercure qui y sont émulsionnées. C'est un petit îlot encore mal limité et aplati sous la peau, ce qui explique pourquoi la palpation ne donnait pas de résultats.

Pus non microbien, d'après les examens microscopiques du pus et de la paroi.

Incision après 8 jours. Pas de symptômes.

Expérience V.

Lapin pesant 1,140 grammes.

Cas identique absolument au précédent, seulement ici le début d'abcès est situé entre deux muscles dans l'interstice musculaire qu'il a agrandi et comblé, ce qui fait comprendre pourquoi la palpation ne donnait rien.

Incision après 8 jours. Pas de symptômes.

Expérience VI.

Lapin pesant 1,205 grammes.

7 décembre 1888. Injection sous la peau de un 1/2 centimètre de mercure.

24 décembre. Pour la première fois, on constate un petit empâtement à ce niveau.

28 décembre. Incision. Petite collection à parois minces contenant un pus épais, cremeux, caséeux, mélangé à du mercure.

Pus non microbien, d'après les examens du pus et de la paroi. Cultures stériles.

Premier symptôme 17 jours. Incision 21 jours.

Expérience VII.

Lapin pesant 1,200 grammes.

Cas identique au précédent, mais ici la collection est enkystée au-dessous de l'aponévrose de la masse sacro-lombaire, dans une poche à paroi mince, mais lisse et résistante.

Pus non microbien, d'après le cultures et les examens du pus et de paroi.

Premier symptôme 16 jours. Incision 20 jours.

Expérience VIII.

Lapin pesant 1,430 grammes.

7 décembre 1888. Injection sous la peau de un 1/2 centimètre de mercure.

17 décembre. On ne sent encore rien à l'extérieur, mais on incise.

Petit noyau aplati, inaccessible au dehors, reposant sous l'aponévrose du muscle sous-scapulaire. Cette poche contient un magma gris-bleuâtre, consistant au microscope en un pus concret, contenant peu d'exsudat liquide et devant sa coloration au mercure émulsionné qu'il contient. La paroi qui limite cette poche n'est pas nette, elle est plutôt formée par une condensation de la matière caséeuse que par une véritable enveloppe.

Pus non microbien d'après l'examen microscopique du pus et de la paroi.

Incision après 10 jours, sans symptômes.

Expérience IX.

Lapin pesant 1,420 grammes.

Cas absolument identique au précédent. Ici la poche est contenue sous l'aponévrose de la masse sacro-lombaire. La membrane d'enveloppe n'est encore marquée que par un épaississement de la matière puriforme.

Pus non microbien, d'après les cultures et l'examen du pus et de la paroi.

Incision après 10 jours sans symptômes.

Expérience X.

Lapin pesant 1,220 grammes.

7 décembre 1888. Injection sous la peau de un 1/2 centimètre de mercure.

13 décembre. On ne sent absolument rien localement, cependant on incise.

Pas d'exsudat liquide, mais le mercure est infiltré dans les mailles du tissu cellulaire sous-cutané, qui est de couleur gris-jaunâtre; on dirait un exsudat caséeux diffus, non encore collecté. Muscle sous-jacent congestionné.

Incision après 6 jours sans symptômes.

Expérience XI.

Lapin pesant 1,230 grammes.

7 décembre 1888. Injection sous la peau de un 1/2 centimètre de mercure.

13 décembre. Bien que la palpation ne révèle aucun changement, on incise.

Le mercure a été injecté sous l'aponévrose de la masse sacro-lombaire. Le mercure est collecté sous l'aponévrose en certains points ; en d'autres points il est émulsionné dans la partie superficielle du muscle ou plutôt dans le tissu conjonctif qui sépare les fibrilles musculaires, et qui est plus abondant que normalement, proliféré, jaunâtre.

Incision après 6 jours sans symptômes.

Expérience XII.

Lapin ♀ pesant 2,850 grammes.

24 octobre 1888. Injection de 1^{ccm} de mercure sous la peau.

6 novembre. Petit empâtement, volume noisette.

23 novembre. Empâtement un peu augmenté, mais à partir de ce moment il diminue, pour disparaître le 23 janvier.

11 mars 1889. On tue l'animal. Sous la peau, en un petit point, il reste du mercure finement émulsionné et exactement emprisonné dans un petit foyer enkysté de tissu ressemblant à du tissu cellulo-graisseux jaunâtre. On dirait du pus caséeux desséché.

Premier symptôme 13 jours. Maximum 1 mois. Disparition 3 mois. Incision 4 mois 1/2.

Expérience XIII.

Lapin ♀ pesant 2,840 grammes.

Expérience identique à la précédente, sauf différence de quelques jours.

Premier symptôme 10 jours. Maximum 28 jours. Disparition 3 mois 1/2. Incision 4 mois 1/2.

Expérience XIV.

Lapin ♂ pesant 2,850 gr.

24 octobre 1888. Injection sous la peau de 1^{ccm} de mercure.

3 novembre. Pour la première fois on sent un petit empâtement du volume d'une noisette. Cet empâtement augmente journellement.

21 novembre. Incision. — Abcès du volume d'une grosse noix dans le tissu cellulaire sous-cutané, bien limité, séparé des tissus

voisins par une membrane d'enveloppe mince, mais nette et assez résistante. A l'intérieur pus blanc, épais, crémeux, presque caséeux, contenant des gouttelettes de mercure en suspension.

Pus non microbien d'après les cultures et l'examen de la paroi et du pus.

Premier symptôme, 10 jours. Incision, 28 jours.

Expérience XV.

Lapin ♂ pesant 1,170 gr.

6 septembre 1889. Injection sous la peau de la région dorso intescapulaire de 1/2 cent. de mercure.

21 septembre 1889. Petit empâtement local pour la première fois.

L'abcès augmente jusqu'au 1er décembre; il commence alors à diminuer et on ne sent plus aujourd'hui, 14 mai 1890, qu'un petit noyau fibreux dans la région thoracique droite (grosseur d'un pois).

Premier symptôme, 15 jours. Maximum, 3 mois. Animal guéri.

Expérience XVI.

Lapin ♀ pesant 1,170 gr.

Expérience identique à la précédente, mais deux foyers, un dorsal, un abdominal.

Premier symptôme, 15 jours. Maximum, 2 mois. Animal guéri.

Expérience XVII.

XVII. — Lapin ♀ pesant 1,110 gr.

6 septembre 1889. Injection sous la peau de 1/2 cent. de mercure.

13 septembre. Petit empâtement.

27 novembre. Abcès du volume d'une grosse noix. On écorche l'animal.

L'abcès est situé sous la peau dans le tissu cellulaire sous-cutané et complètement isolé des parties voisines par une membrane mince, transparente, mais assez résistante pour être séparé par la dissection de la peau à laquelle il adhère.

Cet abcès a le volume d'un gros œuf de poule et il est un peu aplati sous la peau à laquelle il est suspendu. Le contenu est une matière de la consistance du pus caséeux, d'une couleur blanc sale.

Cet abcès étant identique comme aspect à tous ceux observés dans les autres cas, on ne fait aucune recherche microbiologique, ni histologique et on conserve la peau pour la faire photographier.

Après plusieurs jours l'abcès se dessèche et, à travers la paroi devenue transparente, on aperçoit le mercure contenu encore au centre de la poche (fig. 1).

Premier symptôme, 7 jours. Incision, 2 mois 1/2.

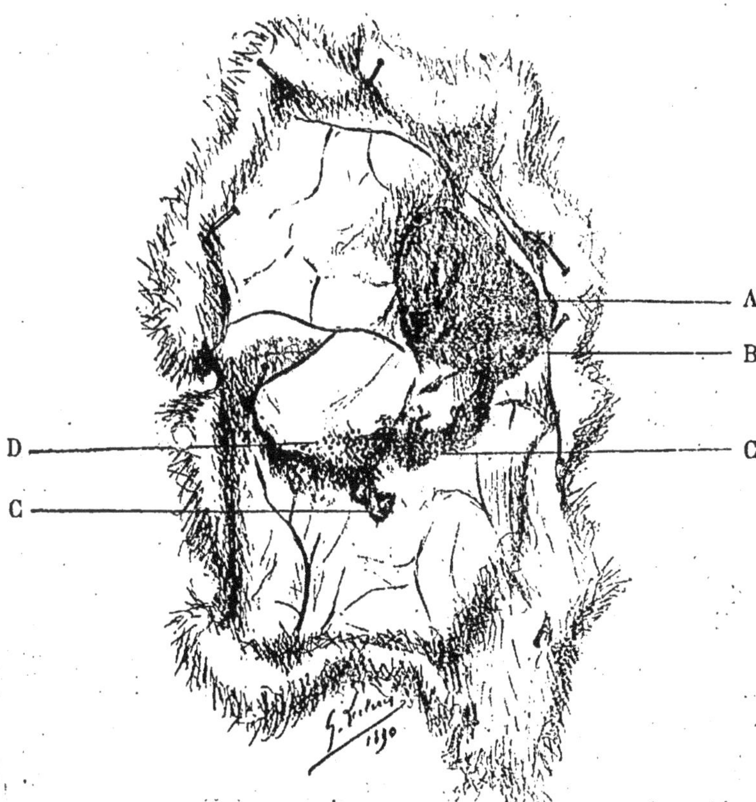

Fig. 1. – Exp. XVII. Peau de lapin vue par sa face interne.

A abcès principal. — B mercure englobé dans l'abcès. — C foyers secondaires de l'abcès. — D mercure émulsionné dans le tissu

Expérience XVIII.

Lapin ♀ pesant 1,100 gr.

6 septembre 1889. Injection sous la peau de un 1/2 cent. de mercure.

14 septembre 1889. Petit empâtement non au point de l'injection mais 10 centimètres plus loin, en bas et en arrière, au niveau de la racine de la patte gauche dans la partie déclive.

21 septembre 1889. Plus empâté.

27 novembre 1889. On ne sent plus d'empâtement à ce niveau, la peau semble simplement un peu épaissie. On écorche l'animal.

Au niveau de l'injection, rien ; mais à l'endroit où l'empâtement fut senti, on trouve une poche aplatie, formant une espèce de gâteau plat, adhérent à la peau, de l'étendue de deux pièces de cinq francs. Cette poche est composée d'une membrane mince, transparente, qui semble simplement accolée aux tissus voisins qui ne sont pas altérés; son contenu est un pus caséeux de couleur blanc sale. Un peu plus haut, dans le tissu cellulaire sous-cutané, nodule grisâtre, induré, assez petit. Plus loin on aperçoit de petits globules mercuriels semés dans le tissu, mais un de ceux-ci a une forme nettement allongée et semble remplir la lumière d'un vaisseau lymphatique ; d'ailleurs, une traînée grisâtre, linéaire, facile à suivre, part de ce point et conduit plus haut à un second noyau éloigné du premier et de même nature, mais plus petit.

Les noyaux semblent nettement réunis par une traînée lymphatique.

Ces détails sont visibles sur la photographie 2 et la figure 2.

Après quelques jours de dessèchement, les granulations mercurielles se montrent encore plus nettement comme on le voit, en comparant la figure faite dans ces conditions à la photographie qui reproduit la pièce fraiche.

Premier symptôme, 7 jours. Incision, 2 mois 1/2.

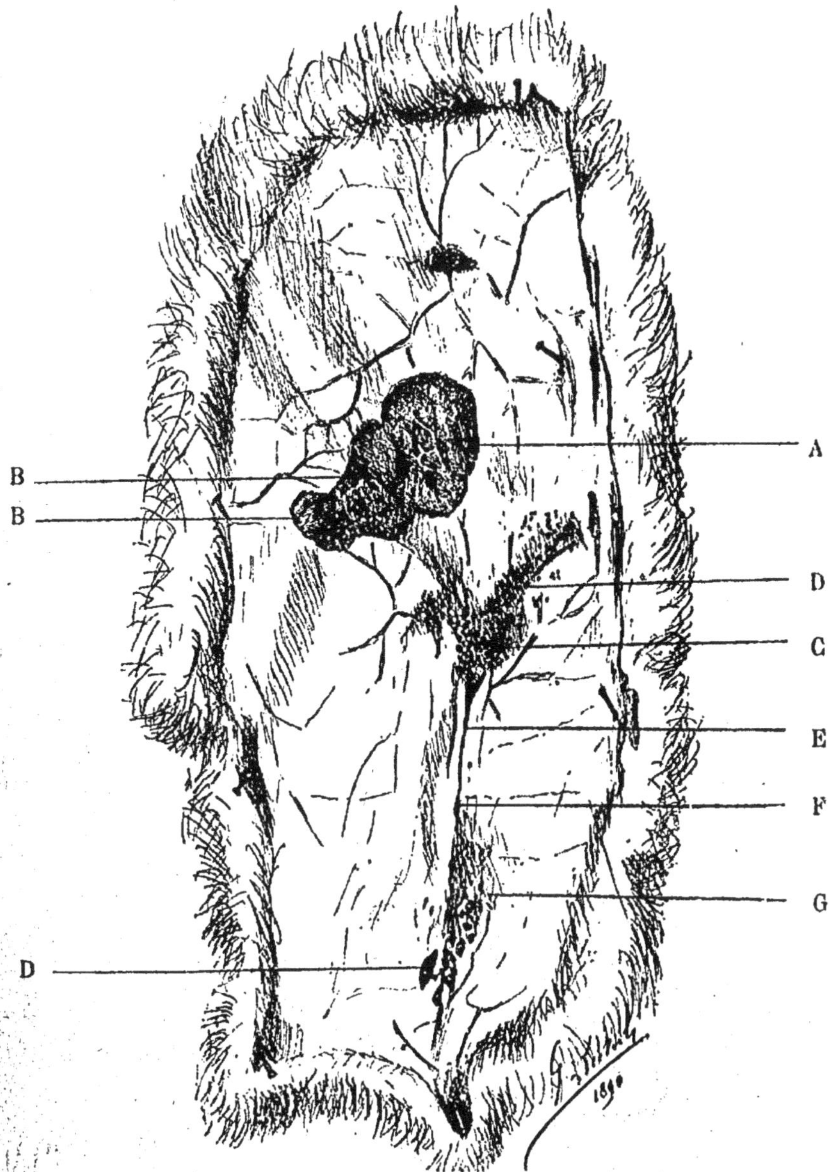

Fig. 2. — Exp. XVIII. Peau de lapin vue par sa face interne.

A abcès principal. — B mercure encapsulé dans le pus. — C foyer secondaire. — D mercure émulsionné dans le tissu — E vaisseaux lymphatique contenant un globule mercuriel en F et ayant causé le foyer secondaire plus éloigné G

Expérience XIX.

Lapin ♀ pesant 2,915 gr.

8 janvier 1890. Injection sous la peau de un 1/2 cent. de mercure.

21 janvier 1890. Pour la première fois petit empâtement un peu plus haut que l'injection.

1er février 1890. Un second petit noyau induré se sent sur la paroi abdominale.

27 février 1890. On incise. Au niveau de l'injection, rien. Un peu plus loin, tumeur oblongue assez développée, formée d'une poche mince, mais nette, contenant une matière blanche, épaisse, comme du pus caséeux, mais mieux lié. Puis, de ce foyer, partent sous la peau des traînées de petits points blanchâtres, en fin semis, granuleux, de la grosseur d'une tête d'épingle et formant une chaîne continue probablement due à l'injection des lymphatiques par la matière puriforme. Plus bas, dans la partie déclive, au niveau de l'abdomen, second foyer mobile, lobulé, de même nature.

Pus non microbien d'après les cultures et l'examen du pus et de la paroi.

Premier symptôme, 13 jours. Incision, 50 jours.

Expérience XX.

Lapin ♀ pesant 2,900 gr.

8 janvier 1890. Injection sous la peau de un 1/2 centimètre de mercure.

27 février 1890. Jamais on n'a pu sentir d'empâtement. On incise. Près du point de l'injection on trouve un abcès assez volumineux du volume d'un petit œuf de poule, mais ne faisant aucune saillie, encastré dans les parties profondes dans un interstice intermusculaire, qui a été élargi et comblé. Ce qui explique pourquoi il ne se révélait par aucun signe extérieur.

Cet abcès est constitué par une poche formée d'une paroi mince, peu épaisse, contenant dans son intérieur une substance épaisse, caséeuse, blanchâtre, mélangée à du mercure.

Pus non microbien d'après les cultures et l'examen du pus et de la paroi.

Pas de signes extérieurs. Incision après 50 jours.

Expérience XXI.

Lapin ♀ pesant 1,530 gr.

8 janvier 1890. Injection de un 1/2 cent. de mercure sous la peau de la région dorso-interscapulaire droite.

15 février 1890. Léger empâtement.

25 mars 1890. L'empâtement augmente pour atteindre aujourd'hui son maximum.

A ce moment il existe un empâtement ovalaire plus bas que la piqûre vers la patte antérieure, tuméfaction assez vaste, dure, non fluctuante.

12 mai 1890. A partir de ce moment, l'abcès diminue de volume. Voici l'état actuel. Au niveau de l'injection, rien d'anormal. Plus bas, dans la région thoracique droite, vers la racine de la patte, il existe une vaste tuméfaction ovalaire à grand diamètre, dirigé dans le sens antéro-postérieur. Cette tuméfaction est divisée en deux parties, très nettement. La partie antérieure, du volume d'un marron, est dure, de consistance presque solide et semble adhérer aux tissus profonds. La moitié postérieure est un peu plus volumineuse et constituée par une poche flasque, peu tendue, fluctuante et semblant située directement sous la peau. Cet abcès est en voie de régression et a beaucoup diminué de volume.

13 mai 1890. L'animal, qui semblait hier bien portant. succombe aujourd'hui.

Le cadavre de ce lapin a été présenté à la Société anatomo-clinique où chacun a pu le palper et où nul n'a pu sentir autre chose que cette poche. Cependant l'autopsie nous réservait des surprises. Après incision on trouva facilement la poche purulente décrite plus haut, qui ressemble à tous les abcès précédents et est limitée par une paroi nette et adhère à la peau. Mais au-dessous, indépendamment de la peau et ne contractant aucune adhérence avec elle, ce qui permet à la peau de glisser à sa surface et ce qui a fait méconnaître sa présence, il existe un vaste abcès caséeux à parois bien limitées, multilobulé, et occupant toute la paroi thoracique qu'il double d'un coussin caséeux. Dans le pus il existe des gouttelettes mercurielles en abondance.

L'examen bactériologique et histologique de ce pus n'a pu être fait à cause de la présentation des pièces au point de vue matroscopique.

Premiers symptômes, 7 jours. Incision, 5 mois.

Expérience XXII.

Lapin ♀, 1,530 gr.

8 janvier 1890. Injection sous la peau de un 1/2 cent. de mercure dans la région dorso-lombaire gauche.

21 janvier 1890. Pour la première fois on constate un empâtement non pas directement au point de l'injection, mais au niveau de la patte dans le creux inguinal.

Cet abcès augmente les jours suivants et il se forme deux nouveaux foyers situés sur les parties latérales de l'abdomen dans les parties déclives.

25 avril 1890. Les abcès commencent à diminuer de volume.

12 mai 1890. État actuel. Au point de l'injection, absolument rien. Dans le creux inguinal, c'est-à-dire un peu plus bas et plus en arrière que le point de l'injection, tuméfaction piriforme du volume d'un œuf de pigeon, avec un petit prolongement postérieur. Cette tumeur est allongée, de consistance assez ferme. A un autre point sur l'abdomen, c'est-à-dire en avant et en bas du point de l'injection, on sent trois tumeurs :

1° A la limite de la région thoracique et de la région abdominale, tumeur d'un volume d'un œuf de pigeon, piriforme, non fluctuante, assez dure ;

2° Un peu plus bas, tumeur de même volume et de même consistance, surmontée d'une petite corde indurée, ressemblant assez au testicule coiffé de l'épididyme ;

3° Un autre noyau plus petit, du volume d'un gros pois sur la paroi abdominale, un peu plus bas et plus en arrière et ayant la même consistance.

Ces abcès sont, du reste, en voie de régression.

13 mai 1890. L'animal succombe. Foyers caséeux contenant du mercure, bien limité par membrane d'enveloppe.

L'examen bactériologique de ce pus n'a pu être fait sur ce lapin, il a été présenté mort à la Société anatomo-clinique.

L'examen histologique du pus, comme on le verra plus loin, a démontré l'existence de beaucoup de globules graisseux.

Premiers symptômes, 13 jours. Incision, 5 mois.

Expérience XXIII.

Lapin ♂, 935 gr.

8 janvier 1890. Injection sous la peau de un 1/2 cent. de mercure.

13. Petit empâtement du volume d'un pois qui disparaît bientôt.

28 janvier 1890. Empâtement dans la région dorsale assez loin du point d'inoculation.

25 février 1890. Incision. Au point d'inoculation, rien. Mais assez loin dans la région du dos, abcès du volume d'un petit œuf de poule, adhérent à la peau, aplati, peu accessible au dehors. Cet abcès est constitué par une membrane d'enveloppe mince, mais très nettement limitée, il contient une matière blanche, épaisse, crémeuse, mélangée à du mercure qui s'écoule en abondance à la coupe.

Pus non microbien d'après les cultures et l'examen du pus et de la paroi.

Premiers symptômes, 5 jours. Incision, 48 jours.

Tel est le résumé de nos expériences, mais il va sans dire que les animaux étaient examinés avec soin chaque jour. Nous n'avons noté ici que les points saillants des examens.

V. — Existence, nature, caractères et marche de ces abcès.

A. *Existence.* — Il ne nous paraît pas nécessaire d'insister longtemps sur ce point, la lecture de nos expériences, la vue de nos photographies et de nos figures, le simple examen de ce lapin que nous présentons à la Société, montrent qu'après l'injection sous-cutanée de mercure chez le lapin on obtient des abcès.

B. *Nature.* — Le pus contenu dans ces abcès est aseptique, comme le démontrent nos expériences Dans tous les cas, l'examen microscopique a été pratiqué à ce point de vue sur le pus et sur la paroi de l'abcès et il a toujours été négatif. — Pour des raisons particulières, nous n'avons pu soumettre que 12 cas au contrôle des cultures. Dans deux cas seulement nous avons eu des cultures fertiles et encore sur les 8 cultures entreprises dans chaque cas, une seule s'est montrée fertile, ce qui, en présence des examens négatifs du pus et de la paroi pourrait fort bien s'expliquer par une souillure accidentelle. Néanmoins, même en acceptant ces cas sur 96 cultures entreprises, 2 seulement ont été fertiles. On pourra nous objecter que les microbes sont morts dans nos abcès parce que nous en retardons trop l'ouverture. Évidemment c'est là le reproche capital, mais nous remarquerons d'abord que dans les deux cas où nous avons eu une culture, nous n'avions pas ouvert plus tôt que d'ordinaire ; au contraire, dans ces deux cas, l'incision a eu lieu une fois au 48me jour et une fois au 28me jour ; dans les cas où les cultures furent stériles, l'incision eut lieu une fois le 10me jour, trois fois le 20me, une fois le 21me, une fois le 28me, une fois le 32me, une fois le 48me et deux fois le 50me. D'ailleurs, dans la plupart des cas, nos incisions et nos cultures étaient entreprises au moment où l'abcès était encore en croissance ou au moins au moment où il atteignait son maximum ; par suite, on ne peut pas insinuer que dans ce cas la substance pyogène, si elle était de nature microbienne, était déjà morte. De plus, nous avons vu assez souvent chez l'homme des pus assez anciens inhabités par les microorganismes, mais alors toujours nous avons constaté dans la paroi l'existence de nombreux microbes ; quand, d'ailleurs, ce fait manque, nous ne nous croyons pas en droit d'affirmer la nature microbienne d'un abcès. De même pour nos abcès expérimentaux, pour affirmer qu'ils sont de cause microbienne, il faudrait avant tout trouver des microbes quelque part. Si nous voulions donner une autre preuve indirecte de la nature aseptique de ces abcès, c'est que jamais ils ne se généralisent, ils ne donnent jamais lieu à des manifestations métastatiques viscérales. De plus, voilà deux de ces abcès enlevés avec la peau, que j'ai abandonnés simplement à l'air libre sans aucun soin, ils ne se sont pas putréfiés, ils se sont simplement desséchés. Dailleurs, de Christmass, qui n'a pas obtenu de pus par l'introduction du mercure sous la peau des lapins, en a obtenu chez ces mêmes animaux après injection dans la chambre antérieure de l'œil.

Dans le milieu oculaire, la suppuration ne peut pas passer inaperçue, comme sous la peau, car on assiste à sa formation dès le début du phénomène. Eh bien, dans ce cas, de Christmass ensemence ce pus à différentes époques, même dans certains cas dès sa formation, et jamais il n'obtient de cultures fertiles. De Christmass termine en disant des suppurations oculaires ces quelques mots qui peuvent parfaitement s'appliquer à nos suppurations sous-cutanées : « D'ailleurs, le développement » très régulier de la suppuration autour du mercure, l'aug- » mentation lente du pus, l'inflammation aiguë de la conjonc » tive, l'arrêt de la suppuration qui devient stationnaire quand » le mercure est tellement enveloppé de pus qu'il a perdu son » action pyogénique ; tout cela démontre assez nettement » l'origine non bactérienne de cette suppuration. »

Mais ce contenu des abcès ressemblant à de la matière caséeuse est-ce bien du pus ? Nous croyons que sur ce point il ne peut y avoir aucun doute ; d'ailleurs, tous ceux qui ont expérimenté sur le lapin, savent que chez cet animal le pus a toujours cet aspect, il est toujours dépourvu d'exsudat liquide, même dans le cas d'abcès aigus d'origine microbienne.

Voici, du reste, le résultat de l'examen microscopique du pus dans quelques-unes de nos expériences prises au hasard :

Expérience I. — Examinée au microscope, cette matière est opaque, elle est difficile à examiner, car elle ne se laisse pas diluer. Cependant, à la périphérie, on voit un grand nombre de globules blancs et quelques corps granuleux de Gludge, puis, par place, de nombreuses gouttelettes arrondies, réfringentes, graisseuses. Par endroit, on aperçoit des globules mercuriques plus ou moins volumineux.

Exp. II. — Pus dilué dans le vert de méthyle (Leitz, ocul. 3, obj. 7).

Quelques vastes amas granuleux, trop compacts pour en préciser la nature. Quelques granulations réfringentes, graisseuses, libres ; des corps granuleux de Gludge ; de très nombreux globules blancs un peu déformés, dont le noyau n'est pas visible à ce grossissement. (Leitz, même ocul. obj. 1/16 à immersion homogène).

A ce grossissement, on aperçoit les globules blancs granuleux, la plupart à contour irrégulier ; les autres arrondis contenant un noyau assez net coloré en vert. La majorité des globules ne possède pourtant pas de noyau ; quelques-uns cependant sont nettement multinucléés.

Exp. 3. — Au microscope (Leitz, ocul. 3, obj. 7) ce pus contient de très nombreux globules blancs, granuleux, peu déformés ; des granulations graisseuses libres, des corps granuleux de Gludge.

Exp. 7. — Au microscope (Leitz, ocul. 3, obj. 7) globules blancs nombreux, gonflés, déformés; quelques-uns contenant un noyau volumineux, puis un assez grand nombre de granulations libres.

Exp. 8. — Au microscope (Leitz, ocul. 3, obj. 7) ce pus ne contient presqu'uniquement que des globules blancs, dont le noyau est net et le corps granuleux ; de plus il y a des granulations refringentes, arrondies, inégales, probablement graisseuses.

Exp. 9. — Au microscope (Leitz, ocul. 3, obj. 7) cette matière caséeuse est constituée par une masse granuleuse au premier abord, mais après un examen plus approfondi, on y distingue un nombre considérable de masses arrondies, plus vivement colorées par le vert de méthyle que le reste, et correspondant probablement à des noyaux. Par conséquent, la partie d'apparence granuleuse correspond probablement au corps des cellules mortes et détruites dans leur forme et dont le noyau plus résistant a seul conservé une forme qui le fasse reconnaître. On distingue en outre une quantité fort considérable de petites granulations microbiformes, cocciforme, fortement réfringentes, foncées, noirâtres, entourées d'une auréole adventice brillante.

A un grossissement plus fort (Leitz, ocul. 3, obj. 1/16 à immers. homogène) on voit que ces granulations sont brillantes, de volume inégal, de forme irrégulière ; on voit aussi des granulations plus volumineuses que les précédentes paraissant colorées en vert bleu, de réfringence graisseuse.

Exp. 14. — Au microscope (Leitz, ocul. 3, obj. 7) ce pus contient des globules blancs très nombreux, plus ou moins déformés, irréguliers, dans lesquels on ne distingue pas de noyau (acide osmique), des corps granuleux peu abondants, très volumineux, bourrés de granulations devenant noires verdâtres par l'acide osmique.

A un grossissement plus fort (Leitz, ocul. 3, obj. 1/16 à immersion homogène) après coloration au picrocarmitrate d'ammoniaque, on voit des globules de pus contenant des granulations et beaucoup de granulations devenues libres, irrégulières, animées de mouvements browniens. Les noyaux ne sont pas distincts.

Même résultat après coloration au vert de méthyle.

Voici maintenant l'examen d'un pus beaucoup plus vieux, dans un cas où l'abcès remontait à 5 mois :

Exp. XXII. — Le pus est dilué dans une solution acétique de vert de méthyle étendu sur des lamelles, fixé par l'action d'une solution concentrée de sublimé et coloré au carmin boracique (Leitz, ocul. 2, obj. 1/16 à imm. homogène). On aperçoit de vastes amas granuleux colorés d'une façon diffuse qui semble constitués par le protoplasma fusionné de cellules détruites ou dont les limites sont mal conservées. Dans ces amas on note en certains points des petits corps arrondis prenant fortement la matière colorante et colorés uniformément, noyaux libres ou débris nucléaires, quelques granulations de réfringence graisseuse. De plus, on voit des cellules à délimitation nette, un peu déformées, granuleuses, mais ne contenant plus de noyaux ; quelques-unes cependant ont encore un noyau fragmenté plus foncé, elles sont multinucléées (fig. 3).

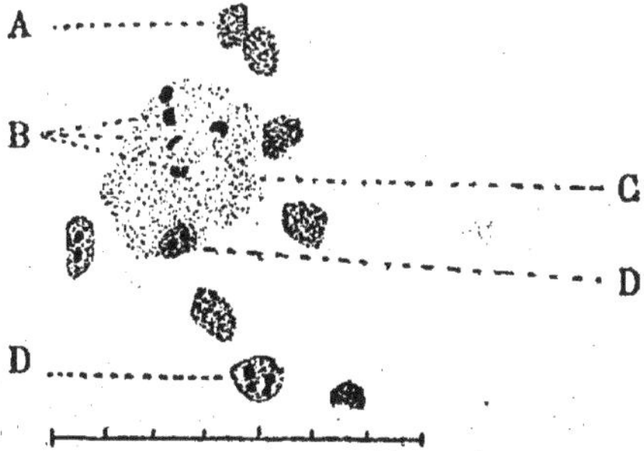

Fig. 3. — Pus fixé aur lamelles au moyen de la solution concentrée de sublimé et coloré au carmin-boracique. (Leitz., ocul. 2. Obj. 1/16 à immers. homogène. Chaque division de l'échelle = 10 μ).

A cellules de pus sans noyau. — B Débris mucléaires.
C masses granuleuses. — D cellules purulentes multinucléées.

Dilué dans l'acide osmique au 50e et examiné au même grossissement. On aperçoit des éléments cellulaires déformés, granuleux et un peu noirâtres, très peu ont conservé un noyau, mais on remarque surtout de nombreuses gouttelettes parfaitement arrondies, sphériques, de volume variable, et colorées en noir intense (granulations graisseuses) (fig. 4).

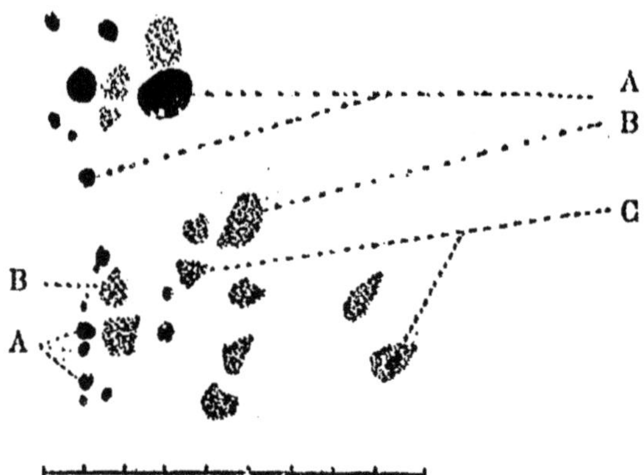

Fig. 4. — Pus traité par l'acide osmique. (Chaque divi[illegible] = 10 μ. Leitz, ocul. 2 obj. 1/16).

A granulations noirâtres sphériques, graisseuses. — B cellules purulentes dépourvues de noyaux. — C cellules purulentes nucléées.

En résumé, dans ce pus, les éléments cellulaires existent encore, mais ils sont en voie de destruction, et ce qui est abondant surtout, ce sont les granulations graisseuses.

De tout cela il résulte que ces masses caséeuses sont donc constituées réellement par du pus, mais par du pus où l'exsudat liquide fait défaut et où les granulations graisseuses sont très abondantes, d'abord dans les cellules puis à l'état libre, et où elles augmentent de nombre à mesure que l'abcès devient plus ancien.

L'objection que l'on pourrait nous faire maintenant, c'est que ce pus est d'origine tuberculeuse. L'argument tiré du caractère caséeux du pus ne vaut guère, car chez le lapin le pus a toujours cet aspect. Cependant l'objection vaut la peine que l'on s'y arrête davantage.

Nous ne croyons pas que ce pus soit tuberculeux, pour les raisons suivantes : L'aspect du foyer et son évolution ne rappellent en rien les foyers tuberculeux ; les foyers sont toujours bien limités, restent longtemps silencieux sous la peau, n'envahissent jamais la peau, ne donnent jamais naissance à des fistules, ne prennent jamais l'aspect fongueux. De plus, il serait étonnant que dans chaque cas nous ayons après l'injection de mercure un foyer tuberculeux ; on pourrait observer cela dans un cas ou deux, mais non dans tous les cas avec cette régularité. Ensuite dans plusieurs cas nous avons cherché les bacilles de la tuberculose et nous ne les avons jamais trouvés. De plus, ce pus a été semé sur des milieux éminemment favorables à la culture du bacille de la tuberculose (gélose de viande peptonisée et glycérinée, gélose de hareng glycérinée, gélatine de hareng glycérinée) et jamais nous n'avons observé de culture. Enfin, il serait étonnant que ces tuberculoses locales ne se généralisent jamais après une aussi longue attente chez le lapin qui contracte si facilement la tuberculose après les inoculations sous-cutanées. Jamais nous n'avons observé d'engorgements ganglionnaires, jamais nos animaux sacrifiés n'avaient de tuberculose pulmonaire.

B. *Caractères de ces abcès.* — Le principal caractère de ces abcès, c'est la lenteur qu'ils mettent à se former et surtout à se manifester par des signes extérieurs. Dans deux cas ils ont apparu après 5 jours, dans 4 cas après 7 jours, dans 2 cas après 10 jours, dans 3 cas après 13 jours, dans 2 cas après 15 jours, dans 1 cas après 16 jours, dans 2 cas après 17 jours. Notons aussi que dans les cas d'incision sans signes extérieurs, nous avons pu voir que la suppuration ne se manifestait par rien à l'extérieur dans 2 cas après 6 jours, dans 2 cas après 8 jours, dans 2 cas après 10 jours, une fois même après 50 jours.

Est-ce à dire pour cela que pendant tout ce temps il n'y a

aucune suppuration. Pas le moins du monde et nous verrons qu'il en est tout autrement quand nous parlerons de la marche générale de ces abcès, mais cela vient simplement de ce qu'ils sont difficilement accessibles du dehors.

C. *Siège.* — Une des raisons pour lesquelles ces abcès se manifestent peu à l'extérieur, c'est leur siége. Dans bien des cas, ils siègent sous la peau, entre la peau et l'aponévrose musculaire et alors ils n'ont pas la forme sphérique saillante des abcès ordinaires, du moins pour la plupart. Mais ils ont une disposition particulière, ils s'aplatissent de façon à prendre la forme discoïde et sont ainsi accolés à la peau sur une assez grande étendue, ils sont peu saillants et difficilement perçus. De plus, ils adhèrent rarement à la peau de façon à empêcher celle-ci de glisser à leur surface. Dans d'autres cas la palpation peut encore moins les atteindre, ils sont alors sous-aponévrotiques, (Exp. III-VII-VIII-IX.) Il nous est arrivé plusieurs fois (Exp. V-XX) d'avoir affaire à des abcès encore plus difficiles à percevoir au dehors, en particulier dans l'expérience XX, où après 50 jours on ne sentait encore rien à l'extérieur, cela tenait à ce que le mercure s'était glissé dans l'interstice situé entre deux muscles et avait décolé ceux-ci, les avait écartés l'un de l'autre et avait comblé cet interstice ainsi agrandi par un abcès.

Une des causes aussi qui fait que ces abcès peuvent parfois passer inaperçu c'est que l'on a coutume de les chercher au point de l'injection. Or on ne les trouve pas toujours en ce point et l'on peut dire même que c'est rarement que le foyer principal se trouve en ce point. Souvent on trouve le foyer à une certaine distance, dans un point déclive, où le mercure a été entraîné en décollant le tissu cellulaire sous-cutané par la pesanteur à cause de sa haute densité et c'est presque toujours dans un point déclive que le foyer principal existe, parfois entre les muscles quand le mercure peut par le même mécanisme se glisser entre eux. Souvent nos injections étaient faites sur le dos, parce que c'est le point où la propreté est plus facile à obtenir, l'abdomen étant souvent en contact avec la litière des animaux, malgré cela bien des fois les abcès siégeaient sur les parois latérales de l'abdomen et même à la région médiane de l'abdomen dans la partie la plus déclive. Dans quelques cas aussi on peut incriminer dans les expériences où il se déclare des abcès multiples le transport par la voie lymphatique, du moins ce mécanisme nous semble hors de doute dans les expériences XVIII et XIX (voir fig. 2).

D. *Acuité.* — Une des raisons aussi pour lesquelles ces abcès ne se manifestent pas toujours au dehors c'est leur caractère subaigu. Ici la réaction est lente, il n'y a jamais au début de tuméfaction intense, puis quand la réaction survient elle se limite rapidement, le pus qui environne le mercure l'englobe rapidement, l'immobilise et enraye son action. L'abcès est alors arrêté dans son développement, il se limite, il s'enkyste et il se résorbe petit à petit.

E. *Nombre. Forme.* — Ces abcès comme tous les abcès aseptiques ne se généralisent pas et jamais nous n'avons constaté de métastases viscérales.

Cependant ils sont rarement uniques, le plus souvent on constate l'existence de plusieurs foyers. Ceci est dû, comme nous l'avons déjà dit, au transport d'une certaine quantité de mercure à distance soit par la pesanteur, soit par les lymphatiques et partout où une certaine quantité stationne, il se forme un foyer qui s'accroît jusqu'à ce que l'irritation soit arrêtée par l'englobement de la masse mercurielle dans le pus.

Si l'on n'observe jamais de métastases viscérales, les métastases au sens strict du mot existent cependant. Car comment appeler les foyers formés à distance dans le tissu cellulaire sous-cutané, et dus au transport du mercure par la voie lymphatique. Dans deux cas cette voie de transport était très nette dans nos expériences et elle est peut-être beaucoup plus fréquente. Car si nous acceptons le transport dû à la pesanteur, c'est que cette manière paraît simple, mais dans aucun cas rien ne la démontre nettement, il n'y a aucune connexion entre les foyers situés à distance, la voie de passage n'est pas marquée, tandis que pour les lymphatiques nous l'avons nettement trouvée indiquée deux fois Cependant dans les expériences sur les rats on verra plus loin que le transport par le cheminement dû à la pesanteur est resté marqué par une traînée purulente ; il est vrai que nous avons fait peu d'expériences sur ces animaux. D'ailleurs, ces faits de transport par la voie lymphatique n'ont rien de bien surprenant car on sait que le mercure pénètre et chemine aisément dans les vaisseaux lymphatiques.

Quant à la forme de ces abcès, elle est en général arrondie, mais rarement sphérique, le plus souvent ils ont la forme d'un ovoïde aplati, mais il n'est pas rare de trouver des poches lobulées prenant absolument l'aspect de lipomes lobulés. Il va sans dire que cette forme appartient aux abcès sous-cutanés. Quand ils se développent dans un interstice musculaire, ils se moulent exactement sur celui-ci.

F. *Marche.* — Nous pouvons distinguer dans l'état anatomique de ces abcès 4 périodes :

1re période. Mercure émulsionné sous la peau, entouré d'une infiltration diffuse inflammatoire sans formation nette de pus, car chez le lapin où le pus est concret, cette suppuration en nappe est solide et se différencie difficilement. (Exp. X-XI).

2me période. Le mercure est émulsionné dans une masse purulente qui est collectée et limitée, mais la séparation avec les tissus voisins n'est pas nette, elle est simplement formée par une épaississement et un tassement de l'exsudat qui prend bientôt la forme d'une membrane d'enveloppe assez épaisse mais peu résistante. (Exp. I-IV-V-VIII-IX).

3me période. Le pus est entouré d'une membrane limitante mince, mais nette et assez résistante; l'abcès est bien limité, séparé des parties voisines, le mercure est englobé au centre. (Exp. II-III-VI-VII-XIV-XVII-XVIII-XIX-XX-XXIII).

4me période. La masse diminue et finit par se réduire à un peu de mercure emprisonné dans un tissu cellulo-fibreux. (Exp. XII-XIII-XV-XVI-XXI-XXII).

Dès lors, il nous semble que nous sommes autorisés à décrire tout le processus de la façon suivante :

Au début le mercure introduit s'émulsionne dans le tissu cellulaire sous-cutané. Il y provoque une réaction inflammatoire qui se traduit par une prolifération cellulaire et une diapédèse. A mesure que l'exsudat augmente le mercure le transforme en matière purulente et celle-ci finit par englober le mercure et empêcher son action ultérieure sur les tissus, alors cette masse de pus aseptique provoque une certaine inflammation de voisinage, il se forme à son pourtour une prolifération cellulaire, un tassement des éléments qui se transforment finalement en une membrane enveloppante, encapsulant l'abcès comme un corps étranger aseptique. Mais cette masse de pus ne peut pas rester ainsi, elle subit peu à peu la transformation graisseuse, nous avons vu que les éléments graisseux sont abondants dans ce pus et sous cette forme elle est reprise par le torrent circulatoire et par les lymphatiques d'où suit la résorption de l'abcès et finalement il se réduit à la membrane d'enveloppe qui est devenue conjonctive et qui emprisonne le reste du mercure.

Par suite la guérison est possible, mais elle est rare, car la résorption est très lente et vous voyez que dans le cas que je vous présente, après cinq mois il reste encore plusieurs abcès volumineux. De Christmass a aussi constaté cette lenteur de résorption pour les suppurations de la chambre antérieure de l'œil. Un lapin qui avait reçu des traces de mercure dans la chambre antérieure de l'œil le 12 août avait présenté les jours suivants un hypopyon formé de quelques gouttes de pus, et le 10 novembre les choses étaient encore à peu près dans le même état.

De plus, l'animal s'épuise par ces longues suppurations ; et surtout en résorbant le contenu de son abcès il doit resorber aussi les sels mercuriels qui se forment par suite de l'action chimique du mercure sur l'exsudat et alors il s'émacie et finit par succomber avant la résorption complète. A l'autopsie on ne trouve pas de lésions macroscopiques expliquant la cause de la mort, et je suis porté à attribuer ces morts à des intoxication mercurielles chroniques.

Cependant, la guérison est possible et je vous présente comme exemple un lapin ayant reçu il y a plus de 8 mois deux injections d'un demi-centimètre de mercure, il a présenté 3 abcès volumineux qui ont atteint leur maximum après 3 mois, puis ils ont diminué et aujourd'hui l'un d'eux a complètement disparu et les deux autres sont représentés par une petite induration du tissu à peine perceptible.

G. *Résultats négatifs des expériences antérieures.* — Pourquoi tous les expérimentateurs ont-ils nié la suppuration aseptique chez le lapin. A première vue celà paraît au moins bizarre, et cependant il nous semble que rien n'est plus aisé à expliquer.

Remarquons d'abord que pour des raisons données plus haut nous ne pouvons pas accepter comme de véritables suppurations les quelques milligrammes de pus contenus dans les tubes capillaires de Stheinaus. Lui même reconnaît que dans le tissu il n'y avait jamais de suppurations autour des gouttelettes de mercure libres. Ici nous pouvons objecter que la quantité de mercure introduite librement dans le tissu était très minime et que par suite, l'effet pouvait ne pas se produire.

La plupart des auteurs ne donnent pas le détail de leurs expériences et par suite il est très difficile de découvrir par où elles ont péché quand ils se contentent de dire : introduction de mercure dans le tissu cellulaire sous-cutané pas de suppuration.

Nous croyons que la véritable cause d'erreur, c'est le sacrifice trop rapide des animaux.

Nous avons vu que l'abcès mercuriel ne se révèle au dehors que tardivement ; que même à l'autopsie dans les premiers jours, on ne trouve qu'un exsudat inflammatoire diffus ; ce n'est qu'au 8e jour que l'on commence à trouver une collection purulente distincte et encore dans bien des cas ce doit être plus tard. Donc, si après quelques jours d'observation, en ne voyant pas se développer de tuméfaction on abandonne les animaux le phénomène peut passer inaperçu. Mais surtout et c'est là la grande cause d'erreur, si on fait l'autopsie précoce de l'animal, on arrive trop tôt et on ne trouve pas d'abcès.

Peu d'auteurs nous donnent des dates précises sur l'examen des animaux.

Stheinaus qui introduisait de très petites quantités de mercure fit trois expériences chez le lapin et il fit l'autopsie le 6e, 8e et 9e jour, chez le cobaye le 11e jour. Brewing, qui fit deux expériences chez le cobaye incisa le 5e et le 6e jour. De Christmass ne nous dit pas à quelle époque il fit l'examen des animaux mais il trouva toujours une infiltration plus ou moins grande du tissus cellulaire sous-cutané mais pas de pus; il est probable qu'il incisait avant le 10e jour et alors ses résultats concordent avec les nôtres.

Donc, à notre avis, tous ces auteurs faisaient trop vite l'examen des animaux en expérience et de là vient la cause d'erreur.

V. — Pathogénie des abcès mercuriels.

La cause de ces abcès est due à l'introduction du mercure. Mais comment agit le mercure? Il n'est pas possible d'admettre que le mercure agisse par simple action mécanique comme un corps étranger. Nous savons aujourd'hui que les corps étrangers aseptiques sont simplement enkystés dans les tissus et tolérés. Beaucoup d'expérimentateurs ont introduit des ampoules de verre aseptiques dans le tissu cellulaire sous-cutané et jamais ils n'ont vu de suppuration, même après des mois. Nous pouvons affirmer le même fait. D'ailleurs, l'expérience journalière de la chirurgie est là, et la tolérance des tissus pour les fils de sutures aseptiques est généralement connue.

Le mercure ne peut donc agir que par action chimique sur les éléments des tissus. Quelle est cette action? Nous ne saurions la préciser, mais il est indubitable qu'elle existe. Le mercure produit par action mécanique, comme tous les corps étrangers, une légère réaction inflammatoire, qui, pour les corps aseptiques, amène l'enkystement du corps du délit. Mais ici, il se passe alors un phénomène particulier, le mercure par action chimique entretient l'inflammation et tue les éléments pour empêcher leur organisation. Est-ce en leur enlevant l'oxygène qu'il prend pour s'oxyder qu'il les tue par asphyxie ? Est-ce en leur enlevant un autre élément essentiel à leur vie qu'il prend pour jouer le rôle d'acide dans la formation de sels mercuriels, qu'il les tue par athrepsie ? Est-ce encore en faisant pénétrer dans leur intérieur un nouveau composé mercuriel nuisible pour ces éléments qu'il les tue par intoxication ? Est-ce enfin un phénomène complexe où chacun de ces facteurs entre pour sa part ? Autant d'hypothèses séduisantes que rien ne justifie pour le moment et que l'avenir éclaicira peut-être.

Le fait qui nous paraît indubitable et bon à retenir c'est que le mercure doit subir une action chimique dont les éléments cellulaires ressentent le contre coup et qu'il doit y avoir formation d'un sel mercuriel.

VII. — Différence du mode de réaction. chez le chien et le lapin.

Nous voyons maintenant nettement que pour le mercure du moins, la cause de la réaction différente entre le tissu cellulaire sous-cutané ne provient pas de la rapidité de résorption du tissu cellulaire sous-cutané du lapin, car le mercure y reste en nature en assez grande quantité encore après des mois.

De plus, nous voyons que le tissu cellulaire sous-cutané de ces deux espèces animales réagit de même vis à vis du mercure, c'est-à-dire par la suppuration. Seulement, chez le chien la marche est suraiguë et chez le lapin elle est subaiguë. De plus, cette marche étant beaucoup plus lente, le pus étant plus concret, chez le lapin, le mercure est englobé par le pus au bout d'un certain temps et cesse d'être nuisible; l'abcès se limite davantage.

Quelle est la cause de cette différence d'action ? Évidemment nous ne pouvons donner ici pour expliquer ce phénomène qu'une hypothèse, mais elle cadre bien avec les faits observés et nous avons toute raison de croire à sa validité.

Après l'introduction du mercure sous la peau, il se produit une réaction irritative qui chez le chien provoque une vive exsudation de liquides; ces liquides ayant la constitution chimique des sucs de l'organisme réagissent sur le mercure et forment ainsi des composés mercuriels nuisibles à la vie cellulaire qui tuent les cellules par un des mécanismes indiqués plus haut.

Chez le lapin, au contraire, l'exsudation liquide fait toujours défaut; il se produit simplement une prolifération cellulaire et une diapédèse mais les globules blancs ne sont pas suspendus dans un serum abondant. Dès lors l'action chimique qui doit transformer le mercure, doit être bien moins active et bien moins rapide dans ce faible exsudat presque solide, d'où les phénomènes irritatifs secondaires et la transformation de l'exsudat en pus sont beaucoup plus lents à se produire. De plus au fur et à mesure que ce pus concret se forme il englobe les amas mercuriels et il les incarcère de façon à empêcher toute action ultérieure sur l'exsudat qui se forme encore à ce moment. Cette double cause doit donc retarder et enrayer le processus. Ce qui nous fait croire à la validité de cette interprétation, c'est la différence dans le mode de réaction chez le lapin suivant que le mercure est introduit dans la chambre antérieure de l'œil ou dans le tissu cellulaire sous-cutané.

Dans la chambre antérieure de l'œil où le mercure est en contact avec un liquide ayant la composition générale des humeurs de l'économie, la suppuration apparaît dès le premier jour, et augmente pendant les jours suivants jusqu'à remplir à moitié la chambre antérieure, ce pus est toujours aseptique (De Christmas). Par contre dans le tissu cellulaire sous-cutané où tout exsudat liquide fait défaut, le mercure ne produit une réaction que beaucoup plus tard.

Une autre conséquence de cette différence dans la consistance des exsudats inflammatoires chez le chien et le lapin réside dans le fait suivant. Chez le chien quand la quantité de mercure introduite est assez forte, la suppuration est progressive jusqu'à ce que la poche se rompe et que le pus soit évacué au dehors. L'exsudat formé ne peut pas encapsuler le mercure et le mettre hors d'état d'exercer ses propriétés pyogènes. Chez le lapin, au contraire, dans une certaine mesure, la quantité de mercure introduite ne fait pas de différence sensible dans le volume de l'abcès (entre un $1/2^{cm}$ et 1^{cm}), ceci se comprend facilement, car si une grande quantité de mercure peut rendre la réaction un peu plus intense au début, l'englobement par le pus survient aussi plus vite ; si la quantité de mercure à englober est plus forte, le pus se produit plus vite, et au bout de quelque temps la seule différence consiste en ce que la quantité de mercure contenue au centre de la poche est plus ou moins grande.

VI. — Expériences sur les cobayes et les rats blancs.

Nous avons fait peu d'expériences sur ces animaux ; cependant nous les résumons ici brièvement :

Expérience I.

6-12-88. Injection sous la peau de 1^{cc} de mercure (cobaye ♂. 250 gr.)

8-12. L'animal succombe sans que la palpation révèle aucun changement.

Autopsie. Mercure émulsionné sous toute la peau de la région dorsale dans le tissu cellulaire sous-cutané, qui est infiltré, jaunâtre œdématié, vaisseaux congestionnés. Aucun exsudat liquide. Pas de foyers purulents.

Expérience II.

6-12-88. Même injection (cobaye ♂. 372 gr.)

9-12-88. L'animal succombe sans que la palpation puisse rien révéler d'anormal.

Autopsie. Même état que le précédent, mais les lésions sont plus étendues, il y a du mercure même sous la peau de la région abdominale.

Expérience III.

6-12-88. Même injection (cobaye ♀. 198 gr.)

14-12-88. Mort de l'animal sans symptômes extérieurs.

Autopsie. Même état que dans la précédente expérience. Mais le tissu cellulaire jaunâtre, épaissi qui entoure le mercure tranche avec le tissu cellulaire des autres points qui a presque disparu, car l'animal est très émacié.

Expérience IV.

6-12-88. Même injection (cobaye ♀. 285 gr.)

18-12. Mort de l'animal. On ne sent rien extérieurement, mais la palpation est difficile, car la peau de l'animal est très épaisse.

Autopsie. Animal amaigri. Peau saine à l'extérieur.

A l'incision une certaine quantité de mercure s'écoule dès l'ouverture. Sous la peau dans le tissu cellulaire sous-cutané et profondément dans l'interstice de la masse sacro-lombaire, le mercure est réuni en deux petites collections entourées de substance sub-liquide, molle, grisâtre, caséeuse.

Examen microscopique de cette matière diluée dans du vert de méthyle (Leitz ocul. 3, obj. 7).

Nombreux globules blancs, arrondis, vésiculeux, irréguliers, déformés dont on n'aperçoit pas le noyau ; ce sont les seuls éléments figurés que l'on voit. Quelques grosses gouttelettes de mercure, noires, brillantes. Quelques gouttelettes plus fines, extrêmement ténues, très noires, très brillantes, cocciformes, la plupart en suspension dans le liquide, mais un certain nombre contenu dans les cellules lymphatiques, déformées, d'aspect graisseux comme refringence, mais plus noires ; certaines cellules en contiennent jusqu'à 5 et 6 ; peut-être est-ce du mercure émulsionné.

A un grossissement plus fort (Leitz ocul. 3, obj. 1/16 à immers. homog.) on aperçoit nettement les noyaux colorés en vert foncé, tandis que le protoplasma cellulaire est coloré en vert pâle.

La plupart des cellules contiennent de petits corps noirâtres, arrondis, parfois isolés, parfois disposés irrégulièrement. Ces corps sont opaques, noirs et n'ont pas l'aspect de microorganismes car ils sont de forme irrégulière, de volume inégal et la plupart de volume trop fort pour être des micrococques : de plus ils ont une réfringence supérieure à celle des microorganismes et même des spores. Quelques cellules paraissent normales, noyau bien coloré et arrondi, protoplasma granuleux remplissant la cellule, et ne contiennent presque jamais de ces petits corps sphéroïdaux, noirâtres. Les autres, et elles sont en majorité, ont leur noyau fragmenté et contiennent plusieurs corps ayant l'aspect du noyau coloré en vert foncé, mais irréguliers comme forme, non arrondis mais polygonaux.

Le protoplasma de ces cellules est granuleux en certains points et dans les autres points transparent, vésiculeux, comme rempli d'un liquide. Leur contour n'est pas régulier mais plus ou moins festonné. Ces cellules contiennent beaucoup de granulations arrondies. Enfin quelques cellules, en petit nombre, ne contiennent pas de noyau et sont entièrement granuleuses.

Ce pus, coloré par les méthodes de Gram et de Weigert ne contient pas de microorganismes.

Les coupes de la paroi n'en contiennent pas non plus.

6 cultures ensemencées demeurent stériles.

Ces faits sont certainement en trop petit nombre pour nous permettre une conclusion ferme, mais en comparant ces expériences à celles faites sur le lapin, on voit que dans les premiers jours il y a encore chez le cobaye une infiltration cellulaire diffuse, (Exp. I-II-III) et que plus tard il se collecte un pus caséeux (Exp. IV). La dose de mercure injectée a été trop forte et tous nos animaux ont succombé rapidement.

Expérience V.

Rat blanc ♂ 178 gr.

8-1-90. Injection sous la peau du dos de quelques gouttes de mercure.

16-1. Petit empâtement fluctuant.

3-2. L'animal succombe.

Autopsie. Peau saine, tissu cellulaire légèrement empâté.

Sous la peau, en un point, se trouve une petite tumeur grisâtre, enkystée, laissant voir du mercure par transparence. On incise ; cette tumeur consiste en un magma épais, grisâtre, peu résistant, comme caséeux ; au centre, il y a une cavité contenant un liquide presque transparent, mais épais, huileux. Ce liquide, au microscope (Leitz, ocul. 3, obj. 7), contient très peu de globules rouges, quelques globules arrondis, noirs, opaques, réfringents (Hg ?), mais il y a surtout beaucoup de globules blancs, la préparation en contient un grand nombre, mais cependant un peu moins que le pus ordinaire. Il y a aussi un certain nombre de corps granuleux. L'exsudat solide, périphérique, dissocié avec peine, car il est très dense, contient surtout des éléments cellulaires déformés et des débris cellulaires.

Ce pus, coloré par les méthodes de Gram et de Weigert ne contient pas de microorganismes.

8 cultures entreprises sont demeurées stériles.

La paroi ne contient pas non plus de microorganismes.

Expérience VI.

Rat blanc ♂ 208 gr.

8-1-90. Même injection.

11-1-90. Léger empâtement.

11-3-90. Malheureusement, il s'est fait une ouverture spontanée plus bas que le point de l'injection dans la région déclive sur l'abdomen. A l'incision, petit foyer caséeux près du point de l'injection et traînée purulente caséeuse, allant jusqu'au point ouvert spontanément.

Expérience VII.

Rat blanc ♀ 153 g.

Expérience absolument identique à la précédente.

Il semble donc que chez le rat, d'après la première expérience, il faille s'attendre à trouver du pus stérile à un certain moment. Malheureusement, l'animal est plus difficile à surveiller que les autres, et dès lors on laisse survenir des ouvertures spontanées et les expériences sont pour ainsi dire nulles. D'ailleurs, nos expériences sont encore sur ce point faites en trop petit nombre pour tirer une conclusion certaine, il faudrait les reprendre et inciser à différentes époques. Cela nous paraît le seul moyen d'élucider la question.

VII. — Conclusions.

I. — Le mercure possède donc des propriétés pyogènes et produit, quand il est introduit dans le tissu cellulaire souscutané normal, des suppurations aseptiques.

II. — Ces suppurations paraissent dues à une action chimique provoquée par un composé mercuriel provenant de la réaction des liquides organiques sur le mercure.

III. — Cette action pyogène semble se produire chez tous les mammifères ordinairement utilisés dans les expériences de laboratoire (chien, chat, lapin, cobaye, rat).

IV. — Elle est différente suivant la différence du mode réactionnel inflammatoire de l'animal, rapide chez le chien et le chat, lente chez les autres animaux cités.

V. — Chaque fois que la quantité de mercure n'est pas suffisante pour prolonger longtemps cette action chez les animaux à réaction rapide et amener ainsi une destruction complète de la peau et une surdistension de la poche; ou, quand cette action est lente, chaque fois que la quantité des sels mercuriels absorbés n'est pas suffisante pour intoxiquer l'animal, la guérison complète peut se produire par résorption simple de l'abcès.

VI. — Ces suppurations ne produisent jamais de généralisation, ni de métastases viscérales, cependant elles peuvent produire de véritables métastases dans le tissu cellulaire en se propageant à distance par la voie lymphatique.

LILLE. IMP. L. DANEL

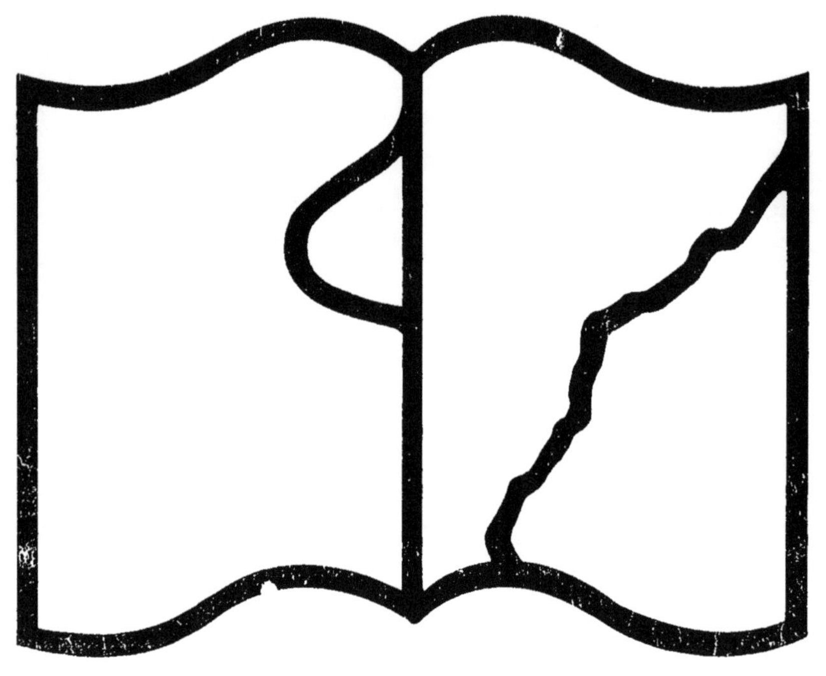

Texte détérioré — reliure défectueuse

NF Z 43-120-11

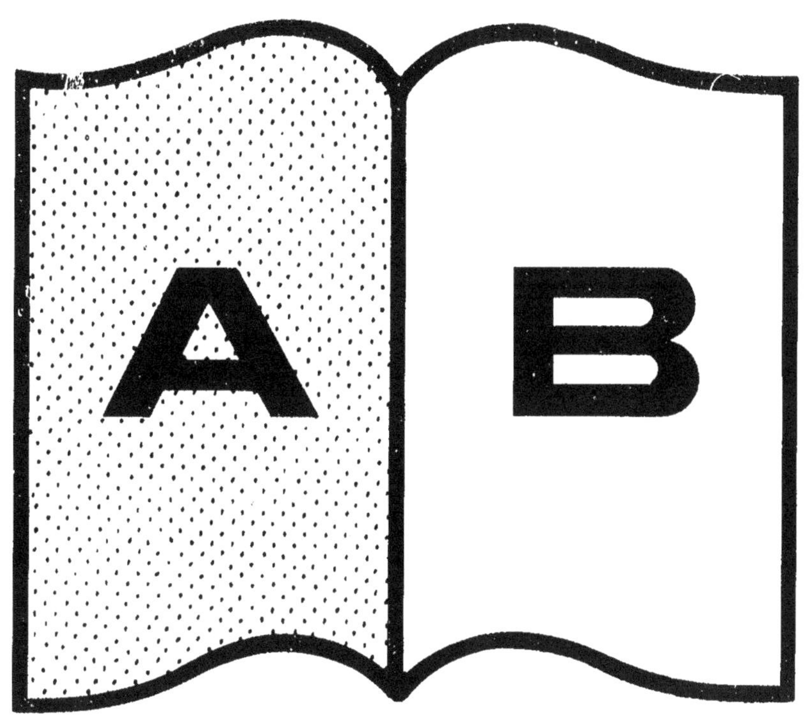

Contraste insuffisant

NF Z 43-120-14

www.ingramcontent.com/pod-product-compliance
Ingram Content Group UK Ltd.
Pitfield, Milton Keynes, MK11 3LW, UK
UKHW012259240726
13966UKWH00004B/1484